AF467137

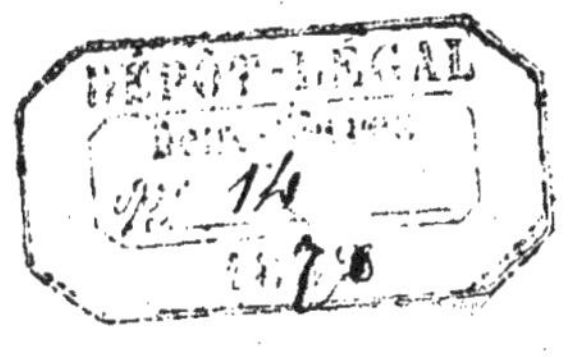

LA MÉMOIRE

ET

LA FOLIE

PAR

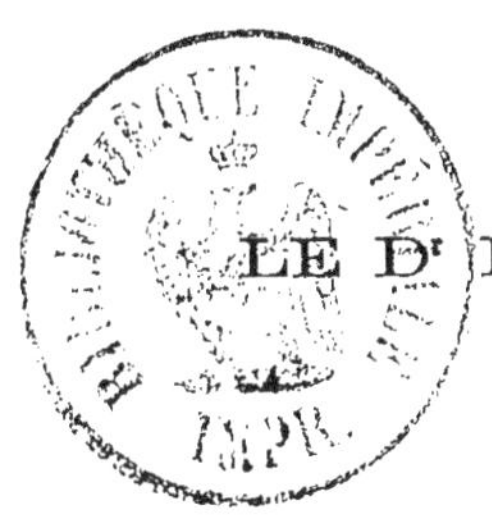

LE Dr F. LAGARDELLE

PRIX : 1 FR.

SAINT-MAIXENT
TYPOGRAPHIE CH. REVERSÉ
1870

DE L'AMNÉSIE

L'amnésie (α privatif et μνησις ou μνημη, mémoire) est une diminution notable ou une perte totale de la mémoire.

Cette dénomination est depuis assez longtemps admise dans la science, pour que chacun soit suffisamment édifié sur ce que l'on doit entendre par le mot amnésie. Aussi, nous ne nous appesantirons pas plus longtemps sur sa définition. (Sauvages, dans sa nosologie, en admet dix espèces, basées sur l'étude des causes).

Quoique l'amnésie ait été décrite par bien des auteurs comme une maladie distincte, nous croyons devoir la considérer plutôt comme un symptôme; mais dans ce cas c'est un symptôme très-important comme diagnostic, et souvent très-grave au point de vue du pronostic. Elle accompagne des lésions organiques ou fonctionnelles, quelquefois très-différentes; elle se rencontre dans diverses formes d'aliénation mentale et présente des caractères variables et souvent très-remarquables, en rapport avec la maladie essentielle dont elle est une des conséquences.

Frank a dit avec juste raison : la mémoire obéit à la volonté ou elle est excitée spontanément et même malgré nous; elle doit son origine à l'association des idées.

Nous ne pensons pas que personne ait eu l'idée de contester l'exactitude de la première proposition; aussi croyons-nous pouvoir en conclure que s'il existe entre ces deux facultés, des rapports intimes qui les unissent, une lésion de la volonté peut parfaitement avoir pour conséquence un trouble quelconque de la mémoire.

La mémoire, de même que l'imagination, cette faculté errante, la folle du logis, se soustrait quelquefois à l'influence de la volonté; nous n'en donnerons pour preuve que ce cri de la conscience poursuivant partout et toujours l'homme qui a commis une mauvaise action. Elle ne se contente pas d'être insoumise, elle est souvent capricieuse et rebelle : un souvenir douloureux et pénible se grave d'autant plus dans la mémoire que la volonté fait plus d'efforts pour le chasser de notre esprit inquiet.

La mémoire se refuse souvent à retenir ce que la volonté lui commande, de même qu'elle conserve les impressions que la volonté voudrait lui faire perdre. Elle a cependant un très-grand besoin de cette pondération incessante de la volonté, sous laquelle elle serait aussi bizarre et capricieuse que l'imagination dans le même cas est folle et vagabonde.

Si la mémoire doit son origine à l'association des idées, nous devons en conclure fatalement qu'une maladie de l'intelligence peut être suivie d'une lésion de la mémoire.

Nous en dirions de même de l'imagination qui se charge dans bien des cas d'embellir les objets que la mémoire lui présente, ainsi que de la plupart des facultés.

Il existe évidemment dans toutes les fonctions cérébrales des relations intimes qui les unissent plus ou moins et dont les lois nous échappent, mais qui exercent une influence incontestable dans les diverses manifestations des maladies mentales.

Nous ne pouvons discuter plus longuement si l'amnésie est une maladie ou un symptôme, car nous serions entraînés trop loin et perdrions de vue le but essentiellement pratique que nous nous proposons en traitant ce sujet.

Nous n'ignorons pas combien est grande l'étude complète de

l'amnésie; cette question se rattache en effet à la philosophie, à lu psychologie, à la physiologie, à l'anatomie et à la pathologie.

Considérée comme symptôme et même comme maladie, il semblerait naturel d'arriver à l'étude pathologique de l'amnésie par la connaissance complète de l'organe qui est le siége de la mémoire, de ses fonctions physiologiques et des diverses lésions fonctionnelles en rapport avec les lésions organiques.

Si nous voulions baser notre étude sur la définition simple du mot amnésie, qui signifie privation de la mémoire, nous devrions étudier d'abord cette faculté avec toutes ses formes et manifestations diverses, pour établir ensuite les modifications maladives, apportées au fonctionnement libre et complet de la mémoire considérée dans son ensemble, aussi bien que dans ses nombreuses divisions, qui ne sont pas solidaires les unes des autres, puisque l'une peut faire complètement défaut, tandis que les autres sont entièrement conservées.

Mais nous ne pouvons traiter la question, d'une manière absolue du moins, sous aucun de ces points de vue.

De même que nous ne voulons pas entrer dans les théories philosophiques et psychologiques sans nombre, qui ont été émises et réfutées tour à tour depuis des siècles; nous avons aussi la ferme intention d'éviter les discussions violentes allumées plusieurs fois au sujet de l'étude anatomique, physiologique et surtout anatomo-pathologique, tant de l'amnésie que de l'aphasie de célébre mémoire.

Nous nous attacherons surtout à l'étude pathologique, essentiellement pratique de l'amnésie, en rapport avec les affections mentales.

ARTICLE I.

—

NATURE DE L'AMNÉSIE.

La mémoire, la plus précieuse, la plus humble et la plus sensible des facultés de l'âme, peut être augmentée, diminuée, pervertie ou éteinte, et présenter en outre des oscillations physiologiques très-variées et parfois bien remarquables.

Elle peut, dans certains cas pathologiques, se trouver exaltée, du moins pendant quelque temps. Ces cas d'augmentation de la mémoire, consécutive à une lésion organique quelconque, quoique très-rares, existent cependant, et au lieu de les repousser, nous devons les accepter et chercher à nous en rendre compte.

Nous croyons qu'il se passe pour la mémoire, ce qui se produit tous les jours sous nos yeux dans un grand nombre de maladies caractérisées souvent par une augmentation fonctionnelle de l'organe malade ou de quelque autre organe affecté sympathiquement. Certaines lésions du sang n'ont-elles pas pour conséquence une augmentation de circulation? Et dans la grande classe des lésions de sécrétion, ne trouve-t-on pas pour un certain nombre de maladies, une augmentation du liquide normalement secrété?

Nous pourrions ainsi passer en revue tous les organes considérés dans leurs rapports, leurs fonctions et leurs lésions, et nous trouverions à chaque instant des cas où sous des influences pathologiques, symptomatiques et même sympathiques, ils présentent une activité fonctionnelle plus grande qu'à l'état normal.

En dehors de ces considérations, nous devons signaler cette grande loi qui embrassant l'anatomie, la physiologie et la pathologie, peut s'appliquer à nos facultés comme à nos fonctions organiques. La vie animale et la vie végétative sont également soumises aux conséquences de la loi d'équilibre et de compensation des organes et des fonctions.

Nous ne voyons pas pourquoi il n'existerait pas pour les facultés ce qui se passe tous les jours à propos des sens.

Personne ne pensera à mettre en doute qu'un aveugle par exemple a les sens du toucher et de l'ouïe plus développés que ceux qui y voient, de même que les sourds ont généralement une vue très-déliée.

La mémoire peut donc être exaltée pathologiquement à la suite d'une lésion organique ou fonctionnelle qui l'affecte directement d'une manière quelconque, ou dont le point de départ serait dans une autre faculté telle que la volonté, l'intelligence, les facultés morales et affectives, instinctives, etc.

Nous connaissons un aliené atteint, depuis plus de vingt ans, de manie chronique et dont l'âge avancé pourrait faire supposer que sa maladie doit se transformer en démence, qui possède une mémoire surprenante, tandis qu'avant sa maladie elle était très-ordinaire. Il se rappelle tout ce qui s'est passé depuis plus de quinze ans dans la maison qu'il habite, et nous ne l'avons jamais vu se tromper sur une date quelque insignifiante qu'elle soit. Il apprend tous les ans par cœur les noms des Saints du calendrier jour par jour. Ainsi, chez ce malade, la mémoire des faits et des dates est de beaucoup au-dessus de la moyenne, ce qui ne l'empêche pas d'avoir des hallucinations et de se dire constamment tourmenté par les physiciens.

Nous avons suivi longtemps un autre malade atteint d'une

folie raisonnante avec perversion des facultés affectives et dont la mémoire est certainement bien plus fidèle qu'avant sa maladie. Il se rappelle avec une précision mathématique les moindres détails de l'*Histoire de France* dont il avait certainement oublié une grande partie, avant d'être atteint de la maladie dont il ne doit probablement pas guérir. Il reconnaît lui-même que sa mémoire est plus grande et plus exacte que jamais, et pour preuve qu'il n'est pas malade, il met toujours au défi qu'on le prenne sur un fait quelconque un peu important dont il ne se rappellerait pas. Il n'en a pas moins une perversion des facultés affectives, des illusions pathologiques, des hallucinations internes et quelquefois des hallucinations de l'ouïe qui l'agitent et le rendent méfiant envers tout le monde.

La diminution, la faiblesse ou l'infidélité de la mémoire, tant qu'elles ne sortent pas de l'état physiologique, n'ont rien qui doive nous occuper en ce moment.

Il en est de la mémoire comme de toutes les facultés et même des propriétés organiques extrêmement variables, inhérentes à chaque individu, on ne peut pas admettre que tout le monde soit également doué.

L'amnésie est complète ou incomplète, générale ou partielle, congénitale, pseudo-congénitale, accidentelle ou acquise. Elle peut être idiopathique, primitive, directe, sympathique ou symptomatique, d'une affection quelconque.

Les cas d'amnésie générale et complète sont extrêmement rares et ne se rencontrent que chez quelques idiots ou quelques déments arrivés au dernier terme de la décadence intellectuelle; nous ne nous occuperons donc que des cas les plus nombreux d'amnésie partielle ou incomplète.

Les diverses manifestations de la mémoire, ainsi que les lésions extrêmement variables de cette faculté nous forcent à admettre sinon différentes classes d'amnésie, du moins quelques subdivisions destinées à constituer par leur ensemble et leur réunion physiologique, ce que l'on désigne sous le nom générique de mémoire. Ainsi, il est peu de médecins qui n'aient rencontré quelques personnes, possédant toutes les facultés intellectuelles et la plus grande partie de leur mémoire, avoir oublié complètement, soit les noms propres, soit les substantifs, soit les dates, etc., etc.

Nous distinguerons donc plusieurs sortes de mémoire, et sans vouloir en faire des facultés distinctes, nous devons, tout en admettant que ce sont des parties d'un même tout subordonnées les unes aux autres, convenir cependant que dans quelques cas, elles peuvent se trouver lésées isolément, sans toutefois influencer d'une manière appréciable les autres parties restées saines.

Il est certain que physiologiquement la mémoire varie en étendue, en promptitude, en facilité, en fidélité et en certitude suivant les sujets. Au lieu de dire avec Franck que la mémoire a rapport aux paroles, aux choses et aux lieux, nous admettrons qu'il existe une mémoire des mots, des noms, des faits, des dates, des lieux, des choses et des personnes ; et encore, malgré ce grand nombre de divisions, nous devrons distingner la mémoire des faits récents de celle des faits anciens.

Pour éviter d'entamer une longue discussion sur les grandes questions doctrinales et philosophiques, nous ne toucherons pas aux divisions de Buchez en mémoire matérielle et mémoire spirituelle, pas plus qu'aux localisations de Gall, aux considérations philosophiques de Spurzeim, etc., etc.

Ainsi donc en dehors des cas d'amnésie caractérisés par une augmentation, une diminution ou une perversion de la mémoire, il existe des lésions partielles que nous aurons souvent l'occasion de constater et dont l'étude clinique présente dans bien des cas un très-grand intérêt, non-seulement au point de vue étiologique, mais encore comme diagnostic, pronostic et traitement, tant de l'amnésie que de l'affection mentale primitive.

Pour terminer l'exposé sommaire de la nature de l'amnésie,

nous passerons rapidement en revue les principales formes sous lesquelles se présentent les manifestations pathologiques et psychologiques de quelques lésions spéciales et partielles de la mémoire.

Il est des personnes qui, jouissant aussi complètement que possible de la mémoire, ne peuvent retenir certains mots seulement.

Linnée raconte que Mauget dans ses cours de botanique, tenant sous ses yeux la pimprenelle, ne pouvait qu'avec une peine infinie en retrouver le nom quoiqu'il se ressouvînt facilement de celui de beaucoup d'autres plantes d'un usage moins journalier. Le même embarras se représentait à lui chaque année dans ses cours.

D'après Villermay, Broussonnet après un léger coup d'apoplexie ne pouvait jamais prononcer, ni écrire correctement les noms substantifs et les noms propres, soit en français, soit en latin, quoique tout le reste de ces deux langues fût demeuré à son commandement.

Nous avons souvent entendu M. Piorry raconter l'histoire d'une personne qui avait conservé intactes ses facultés intellectuelles, se rappelait tout, excepté les substantifs; aussi était-elle obligée de faire de grandes périphrases pour désigner les objets les plus simples.

Il est des malades qui ne se souviennent que d'un petit nombre de choses et de noms, et cela après longtemps et avec beaucoup de peine.

D'autres se souviennent, mais d'une autre façon, dans un ordre inverse, sans bien se rappeler le temps et le lieu.

Frank rapporte que le comte Bennigsen, général en chef de l'armée russe, a parlé d'un officier qui se rappelait bien avoir assisté au siége d'une ville, mais qui avait oublié s'il s'était trouvé parmi les assiégés ou les assiégeants.

Certaines personnes perdent la faculté de lire et retiennent celle d'écrire et réciproquement.

D'autres font des transpositions de lettres dans les mots ou de mots dans les phrases, parfois aussi elles emploient un mot pour l'autre. Villermay raconte qu'une personne ne pouvait jamais prononcer le mot *flûte* et disait constamment *tufle.*

Nous n'en finirions pas si nous voulions citer toutes les manifestations de l'amnésie partielle. Ces lésions fonctionnelles sont extrêmement variables et ne présentent du reste d'intérêt pratique que pour le traitement et le pronostic de chaque cas en particulier.

ARTICLE II.

—

ÉTIOLOGIE.

L'amnésie congénitale nous paraît être le résultat d'un arrêt de développement, non pas de la masse encéphalique, mais des cellules primitives et des tubes nerveux qui doivent constituer l'organe de la pensée, ou bien, comme le dit M. Calmeil, elle est la conséquence du trouble de l'arrangement moléculaire du cerveau pendant les fonctions du fœtus.

Cette variété d'amnésie n'offre pas un grand intérêt pratique, car nous ne croyons pas qu'on puisse donner à l'homme une faculté qu'il n'a jamais possédé ; estimons-nous très-heureux si nous arrivons quelquefois à lui rendre celle qu'il a perdue.

L'amnésie est pseudo-congénitale lorsqu'elle est déterminée par un accident quelconque qui porte atteinte à l'organisation de l'encéphale, soit au moment de la naissance, soit avant que le cerveau ait acquis toute sa perfection, comme par exemple des manœuvres inhabiles de l'accoucheur, la compression du crâne, une chute sur la tête, des convulsions, etc.

Nous ne faisons que signaler en passant ces divers cas d'amnésie, pour ne nous occuper que des pertes de mémoire, accidentelles, sympathiques ou symptomatiques.

Les causes de l'amnésie sont physiques ou morales. Les cas

d'amnésie essentielle, devant rentrer dans les causes morales, nous n'avons à nous occuper que de ces deux grandes divisions dont on nous accordera la simplicité si on nous conteste la rigoureuse exactitude.

Causes morales. — Les causes morales sont générales ou partielles; elles agissent d'une manière constante, progressive, continue ou instantanée. Cette distinction a son importance, car les effets produits et les résultats qu'on peut espérer d'un traitement spécial sont souvent subordonnés, non-seulement à la nature de la cause, mais à son degré d'intensité et d'influence, en rapport avec l'organisation plus ou moins nerveuse du sujet, sa sensibilité spéciale, les dispositions du moment, l'idiosyncrasie, etc. On doit aussi tenir grand compte de l'instantanéité d'action, de même que de la lenteur avec laquelle certaines causes agissent sur nos facultés comme sur nos organes. Ces considérations élémentaires ne doivent pas être perdues de vue; personne n'ignore que le pronostic d'une affection mentale produite par une cause morale est variable selon que l'action de la cause a été instantanée et vive ou qu'elle a été lente, continue, progressive et de longue durée.

Parmi les causes morales qui agissent sur nos facultés en général et sur la mémoire en particulier, nous citerons d'abord l'inaction à peu près absolue ou l'application excessive des facultés intellectuelles. Cette proposition est incontestable, car elle rentre dans la loi générale qui régit tant les facultés intellectuelles que les fonctions organiques. Chacun sait qu'un organe qui ne fonctionne pas ou qui fonctionne mal tend à s'atrophier. Cette règle ne s'applique pas seulement au système musculaire dont les exemples sont si visibles et parfois si frappants. Dans les fractures des os des membres et même dans certaines luxations, on voit des muscles sains restés dans l'inaction forcée pendant longtemps, s'atrophier d'une manière surprenante. On peut nous objecter que les muscles destinés à faire fonctionner un os fracturé ou luxé, doivent participer plus ou moins à la maladie de cet os ou de l'articulation sinon organiquement, physiquement, du moins fonctionnellement. Nous croyons en effet que l'atrophie musculaire dans les cas de fracture des membres, est un peu la conséquence de l'alimentation irrégulière des organes voisins; mais les expériences physiologiques et les faits nombreux d'atrophie sans lésion dont la reproduction nous sortirait trop de notre sujet, prouvent surabondamment que l'inaction ou la cessation de fonction suffit pour produire l'atrophie. Et les atrophies considérables de l'estomac rapportées par un grand nombre d'auteurs qui ont eu l'occasion d'examiner des personnes mortes d'inanition, ne peuvent-elles pas être invoquées à l'appui de cette loi qui est aussi simple, aussi naturelle que générale.

Le foie, le cœur, les reins, la vessie elle-même ne peuvent se soustraire à cette loi.

Nous devons abandonner ce sujet intéressant qui se prêterait à des considérations aussi nombreuses que variées, pour nous occuper surtout des facultés intellectuelles et de la mémoire en particulier dans leurs rapports avec les influences morales qui peuvent les affecter plus ou moins d'une manière immédiate ou indirecte.

Il est évident que les facultés intellectuelles qui fonctionnent régulièrement et dont l'éducation est bien dirigée, peuvent et doivent s'améliorer, se développer, s'étendre et grandir progressivement, de même qu'elles restent stationnaires et diminuent même lorsqu'elles ne sont pas alimentées, éduquées, formées et entretenues par tout ce qui doit concourir à leur développement physiologique.

De deux enfants qui naissent avec les mêmes facultés intellectuelles, celui qui a le bonheur d'appartenir à une famille intelligente, aisée, soucieuse de l'avenir de son enfant qui reçoit une éducation et une instruction consciencieuses et bien dirigées, sera certainement plus intelligent à l'âge de vingt ans que celui qui, ne recevant aucune éducation, devra commencer bien jeune à travailler de ses bras pour aider sa famille pauvre à pourvoir aux besoins immédiats de la vie matérielle.

Si la gymnastique développe et fortifie les organes, l'exercice bien réglé des facultés fait grandir l'intelligence.

L'application excessive des facultés est dans bien des cas plus nuisible que l'inaction plus ou moins absolue. Il est certain qu'un cheval surmené arrive bien vite à ne plus pouvoir effectuer le travail qu'il produisait auparavant avec la plus grande facilité et presque sans fatigue.

Ces exemples de facultés intellectuelles forcées deviennent de plus en plus fréquents dans ce siècle où on considère le temps comme une denrée ou comme de l'argent. L'homme qui veut arriver à une position, ne donne pas à son esprit fatigué le temps de se reposer pour continuer avec fruit ses travaux de la veille. Le sommeil réparateur dont nos facultés ont besoin aussi bien que nos organes, est considérablement diminué et souvent troublé par des rêves en rapport avec les grandes préoccupations du jour. Combien de fois ne voit-on pas de belles intelligences qui, ménagées et bien dirigées, auraient produit les plus admirables conceptions, faire rapidement naufrage alors qu'elles sont poussées, fatiguées, surmenées dans l'espoir mal compris d'arriver plus vite au but qu'on s'est proposé.

Les fatigues intellectuelles, les excès de travail, aussi bien qu'une grande contention d'esprit, peuvent produire des désordres quelquefois irréparables des facultés intellectuelles et une perte plus ou moins complète de la mémoire.

Nous citerons à l'appui de ces causes l'observation rapportée par Louyer-Villermay, d'un jurisconsulte célèbre qui fut atteint d'amnésie à la suite d'un travail trop prolongé.

Moreau de la Sarthe cite un cas d'amnésie brusque et heureusement de courte durée, survenue chez un savant Allemand, à la suite d'une forte contention d'esprit.

La vie sédentaire, le repos exagéré sont des causes qui ont une grande analogie avec les précédentes et qui doivent par conséquent produire les mêmes effets sur les facultés intellectuelles en général et la mémoire en particulier, «*otium imminuit memoriam.*» (CATON.)

Si, par un exercice modéré et régulier, on ne fait pas fonctionner la mémoire dans le but de l'améliorer, elle tombe dans une espèce d'atonie et dégénère pour ainsi dire. «*Memoriam nil perdidit nisi quod sœpe non respicit*» (SÉNÈQUE.)

Les veillées constituent une fatigue pour les facultés intellectuelles, surtout lorsqu'elles sont employées à faire travailler notre intelligence alors qu'elle a le plus besoin de sommeil, ce repos indispensable sans lequel nos fonctions languissent et se transforment au point d'être le siége de troubles pathologiques quelquefois d'une grande gravité. (*Studeo, studui, habet in supino stultum*).

A part les cas d'hérédité physiologique dont nous n'avons pas à nous occuper, nous devons d'une manière générale du moins rapporter à l'hérédité tous les cas d'amnésie consécutive à une affection héréditaire quelconque.

La crainte et la terreur peuvent produire l'amnésie, de même qu'elles sont quelquefois une cause déterminante d'aliénation mentale.

Cœlius Aurelianus raconte que des soldats effrayés par une trombe oublièrent tout ce qu'ils savaient auparavant.

Le grammairien Artémidore, ayant vu tout-à-coup un crocodile, oublia ses lettres. (Schenk.)

La colère, une joie trop vive, une impression brusque et pénible, une grande émotion peuvent amener le même résultat. Borrichius a rapporté un fait d'amnésie consécutive à un accès de colère.

Toutes les passions tristes, les grandes émotions de l'âme, les tortures sans cesse renaissantes de la jalousie, les regrets continuels de l'ambition déçue, les outrages subis par l'orgueil impuissant, les perspectives de privation et de misère, la transition brusque de l'aisance à la pauvreté, sont tout autant de causes morales qui peuvent à un moment donné provoquer ou déterminer l'aliénation mentale et l'amnésie.

Avant de terminer cette énumération sommaire des principales causes morales, nous signalerons la possibilité souvent constatée de faits extrêmement intéressants d'amnésie consécutive à la privation d'un sens.

Les sens considérés comme appareils de transition ou de transmission, sont constamment en rapport avec la mémoire. Aussi est-il très-ordinaire de voir des enfants qui ont perdu très-jeunes la faculté d'entendre, oublier très-vite les signes du langage articulé. Si c'est un autre sens dont l'enfant est privé, il oublie ordinairement, avec la plus grande promptitude, tous les souvenirs qu'il avait acquis par la jouissance de ce sens.

Causes physiques. — Parmi les causes physiques de l'amnésie, nous ne citerons que les plus fréquentes et les plus généralement admises.

Un changement quelconque survenu plus ou moins rapidement dans divers points de l'organisme, tels que suppression d'hémorroïdes, de flux menstruel, d'une suppuration ancienne, peuvent avoir pour conséquence une diminution ou un trouble notable de la mémoire.

L'amnésie a été souvent observée à la suite de certaines affections du sang, de saignées trop abondantes, d'hémorragies, d'aménorrhées, d'un défaut d'alimentation, de fièvres typhoïdes, de typhus, etc., témoins, la peste d'Athènes racontée par Lucrèce, la famine d'Athène dont parle Thucydide, l'épidémie de Wilna, citée par le d[r] Gasc, la fièvre épidémique de 1673, décrite par Sydenham.

Les rigueurs du froid, le dénûment, la misère, la raréfaction de l'air peuvent aussi amener une perte passagère de la mémoire.

Forbes Winslow raconte que l'ascension des Alpes avait produit un oubli passager des dates et des figures ; il cite aussi plusieurs cas d'amnésie survenus à la suite d'un naufrage dans l'Océan pacifique.

A la suite de la retraite de Moscou (1812), plusieurs soldats furent atteints d'amnésie.

Les excès vénériens surtout prématurés, l'onanisme, l'abus des boissons alcooliques, un régime débilitant, les fatigues, les privations, sont tout autant de causes de folie, de paralysie générale et d'amnésie.

Les maladies et les causes qui, indépendantes de toute lésion cérébrale distincte, tendent à troubler la nutrition de l'encéphale, soit en diminuant la masse du sang, soit en modifiant en plus ou en moins les proportions des parties constituantes des liquides organiques, soit en rompant l'équilibre qui existe entre les deux grandes circulations veineuse et artérielle de l'organe de la pensée, sont souvent suivies d'altérations remarquables de la mémoire.

Les causes principales, essentielles de l'amnésie résident dans les affections cérébrales, soit traumatiques, soit organiques, soit sympathiques.

Les commotions cérébrales, les coups, les chutes sur la tête, les fractures du crâne sont souvent suivis d'amnésie, qui survient tantôt immédiatement après l'accident, tantôt quelques heures et même quelques jours plus tard.

Les coups de sang, les syncopes sont aussi des causes qui jouent un rôle important dans la détermination de l'amnésie.

Lorsqu'au moment du réveil, on est brusquement effrayé par un bruit violent, une sensation vive, pénible et inconsciente, qui interrompt le sommeil, on peut présenter pendant quelque temps une perte plus ou moins grande de la mémoire.

Pendant le sommeil, la mémoire est quelquefois en repos, mais ce repos est rarement complet. Les rêves de l'imagination qui se soustrait à l'influence de la volonté, laissent dans la mémoire des traces plus ou moins durables, en rapport avec l'état de repos relatif de la mémoire et la persistance que met parfois l'imagination à s'attacher à certaines séries d'idées puisées habituellement dans les impressions vives, les préoccupations ou les événements de la veille.

On se rappelle certains rêves d'une manière extrêmement variable selon que la mémoire sommeillait plus ou moins complètement; de même qu'on ne conserve aucun souvenir des idées que l'on a eues pendant le sommeil, alors que la mémoire était dans un état de repos absolu.

Les faits accomplis entre deux périodes de sommeil laissent des traces évidentes dans notre souvenir, parce qu'alors la mémoire est dans un état de veille relatif, mais certain.

Des deux vies bien distinctes de l'être organisé, vivant et se mouvant, l'une, la vie organique, dont toutes les parties constituantes sont soustraites à l'influence de la volonté, n'a jamais de repos absolu; tous les organes qui en font partie sont sans cesse en mouvement, et cette continuité fonctionnelle est indispensable à la conservation de l'existence; l'autre, la vie de relation, que la volonté, en souveraine maîtresse, dirige presque toujours d'une manière visible ou sensible et quelquefois inconsciente, a besoin d'un repos qui doit être pris périodiquement et dans certaines mesures en rapport avec les individus, et pour chacun d'eux proportionnellement à la force ou au degré de fatigue de chaque organe en particulier.

Il semble que lorsque la volonté repose, tous les appareils qu'elle dirige doivent cesser de fonctionner. La mémoire, souvent indocile et quelquefois incomplètement endormie, conserve après le réveil des impressions plus ou moins vives que l'imagination, qui veille souvent, a reproduites pendant le sommeil de la plupart des organes et la cessation du plus grand nombre des fonctions.

Si la vie organique et surtout la vie de relation offrent de nombreuses particularités se rattachant au sommeil, le champ d'observation devient immense et du plus grand intérêt, lorsqu'on se reporte aux phénomènes innombrables de la vie intellectuelle.

Si, après avoir considéré les sens, surtout ceux de la vue et de l'ouïe, dans leurs diverses manifestations physiologiques et pathologiques, on se reporte aux facultés intellectuelles considérées dans les sensations, les impressions, les perceptions et les conceptions, on ne tarde pas à être frappé du lien intime qui unit le monde psychique au monde extérieur; et si nous n'admettons pas avec quelques philosophes, que les sens sont la source de toutes nos idées, nous constatons à chaque instant qu'ils sont le point de départ du plus grand nombre.

L'imagination, la mémoire, la volonté, les facultés affectives, morales et instinctives elles-mêmes ne peuvent se soustraire à cette immense influence du monde extérieur.

—

ARTICLE III.

—

LA MÉMOIRE DANS LA FOLIE.

Nous réservant pour plus tard le soin d'exposer d'une manière toute spéciale l'état de la mémoire dans les différentes formes de folie, nous terminerons ce travail par un coup d'œil d'ensemble sur quelques propositions générales destinées à faciliter singulièrement cette étude intéressante, dont les conclusions pratiques s'harmonisent admirablement avec les plus belles conceptions psychologiques.

La mémoire peut être troublée dans un grand nombre de maladies, soit d'une manière spontanée, lente et progressive, continue, permanente, intermittente ou rémittente, pendant un temps souvent très-variable.

La spontanéité, lorsqu'elle n'est pas liée à une lésion organique subite des centres nerveux, offre en général peu de gravité et indique parfois une terminaison heureuse de la maladie essentielle.

L'acuité, chez les sujets jeunes, vigoureux, à résistance vitale considérable, est une excellente condition d'heureux pronostic. C'est pour des cas d'affections mentales instantanées, offrant un formidable cortége de symptômes violents que les médecins trouvent les plus grandes satisfactions.

Alors que les familles sont subitement plongées dans le

désespoir à la vue du malheureux dont la mémoire paraît effacée, qui ne connaît plus personne et n'a pas même conscience de sa propre existence, on voit tous ces symptômes effrayants disparaître presqu'aussi vite qu'ils se sont montrés, et à un découragement complet succède la joie la plus grande et la plus naturelle, mêlée parfois d'une reconnaissance bien précieuse pour le médecin, qui a contribué à une guérison aussi rapide qu'inespérée.

La rapidité des effets est souvent en rapport avec la promptitude des causes, et les symptômes les plus violents semblent s'épuiser et disparaître sans laisser souvent la moindre trace de leur passage.

Mais la scène change et les appréciations doivent être bien différentes, lorsqu'au lieu d'une altération générale, violente, rapide de la mémoire, on observe une amnésie légère, localisée, insidieuse, à marche lente et progressive. Le pronostic, dans ce cas, doit être grave, quoique la terminaison de la maladie soit parfois très-éloignée. Quelle que soit la forme d'aliénation mentale, où on observe ces signes d'autant plus terribles qu'on les redoute moins, car c'est à peine si souvent on s'en aperçoit, il faut s'attendre à l'incurabilité ou à la transformation en démence de la maladie primitive.

La continuité et la permanence d'une amnésie partielle, quelque localisée qu'elle soit, sont des conditions qui aggravent notablement le pronostic de la folie.

L'amnésie affecte souvent de la rémittence ou de l'intermittence en rapport avec l'aliénation mentale. Nous avons beaucoup connu un jeune homme de 30 ans, atteint de folie périodique, offrant une particularité bien remarquable en rapport avec le sujet qui nous occupe. Ce malade, ayant reçu une brillante éducation, était pendant ses périodes de calme, durant de 15 à 20 jours, d'une politesse et d'une réserve excessives. Il ne faisait aucune attention à ce qui se passait autour de lui et certainement les faits et gestes des domestiques semblaient devoir être complètement inaperçus. Mais dès que survenait la période d'agitation caractérisée surtout par une volubilité excessive, il racontait avec une exactitude surprenante tout ce qui s'était fait précédemment et décrivait minutieusement avec une justesse remarquable le caractère, les habitudes et les actions parfois compromettantes de toutes les personnes qui l'entouraient.

Dans la mémoire, les faits imaginaires de l'aliéné se transforment ou se substituent parfois aux faits réels de l'homme sain d'esprit.

Illusions pathologiques. — L'amnésie est souvent une source d'illusions pathologiqnes personnelles ou sensorielles. Il est bien entendu qu'en aliénation mentale, nous appelons amnésie, toute altération ou même modification quelle qu'elle soit de la mémoire.

Le souvenir d'une personne ou d'une sensation, rendu vague, indéterminé, sous l'influence d'une affection cérébrale, inspire au malade des ressemblances ou des rapprochements qui deviennent rapidement pour lui, des réalités, pour peu que ces conceptions rentrent dans quelques particularités de son délire.

Les aliénés attachent aux faits de l'imagination en délire, une importance beaucoup plus grande qu'aux faits de la vie réelle. Ces derniers s'effacent à mesure que les autres grandissent et sont souvent en rapport avec l'acuité ou la gravité de l'affection.

Les idées fausses, déduites primitivement de faits réels mal interprétés, deviennent pour l'aliéné des souvenirs puissants destinés à augmenter ses convictions délirantes.

Les rapprochements que la mémoire fait sans cesse entre les faits réels et ceux qui résultent du délire, produisent des souvenirs d'autant plus inexacts que les malades donnent à cette faculté une activité plus grande. Ils se rappellent très-exactement certains faits, en déduisent des conclusions fausses qui s'enchaînent les unes aux autres, et bientôt ces conclusions se combinent avec ces faits qu'elles finissent par remplacer presque complètement.

Une personne, un objet, qu'un aliéné croit avoir vus, un discours, une conversation, qu'il croit avoir entendus, se gravent d'autant plus dans sa mémoire qu'il subit plus vivement à ce moment l'influence de l'illusion pathologique.

Si la mémoire sert admirablement toutes nos facultés intactes et prête un concours si efficace aux manifestations de l'intelligence, elle rend parfois à l'aliéné de très-mauvais services en lui rappelant les sujets de ses divagations ; aussi pour le malheureux fou, l'oubli ne compromettant pas, bien entendu, sa guérison, serait le plus grand bienfait qu'on puisse lui désirer. En présence de la position malheureuse dans laquelle il se trouve et qu'il supporte avec d'autant plus de peine qu'il voit tout ce qu'il a perdu, il ne bâtirait pas avec ses souvenirs, des chimères qui entretiennent son délire, et après la guérison, sa mémoire ne lui présenterait pas sans cesse l'affreux tableau de la dégradation dans laquelle il a vécu.

L'illusion qui se reproduit à des intervalles plus ou moins éloignés, ne devient rapidement une réalité incontestable que par le concours de la mémoire.

L'aliéné qui croit avoir vu, entendu ou senti, est d'autant plus convaincu de l'existence de sa fiction qu'il se rappelle mieux les circonstances qui ont précédé ou accompagné le phénomène psychique.

Hallucinations. — La mémoire de l'aliéné est aussi une source d'hallucinations.

Cette faculté est unie par des liens intimes à l'imagination qui produit le plus grand nombre d'hallucinations.

La mémoire est à l'imagination comme la perception à la conception et nous pourrions presque ajouter comme l'illusion pathologique à l'hallucination, pour ce qui a trait aux diverses manifestations normales ou maladives de l'intelligence.

L'halluciné est souvent exclusivement occupé de ses fausses

sensations, et l'attention qu'il porte à tous les sujets de ses divagations tend à effacer tout ce qui ne fait qu'effleurer sa mémoire, c'est-à-dire les conditions continuelles de la vie sociale, pour y graver plus profondément ses conceptions imaginaires qui constituent la plus grande partie de son existence morale.

La mémoire ainsi influencée donne à son tour à l'aliéné une certitude de plus en faveur du délire qui ne peut dans ces conditions qu'augmenter et s'étendre, si rien d'organique ou de fonctionnel dans l'innervation ou les phénomènes de la vie, ne vient arrêter sa marche envahissante.

L'hallucination se grave dans la mémoire, et cette impression se reproduit avec la plus grande facilité, dès qu'il survient de nouvelles hallucinations, même d'une nature différente de la première.

Le souvenir, lorsqu'il est puissant, jouit de ce privilége heureux ou pénible, de donner un corps tant aux fictions qu'aux réalités du passé.

De ce principe découlent la grande théorie des hallucinations physiologiques, la production des songes, le somnambulisme et les visions que l'imagination ne pourrait produire sans le concours de la mémoire.

Le peintre qui reproduit fidèlement les traits d'une personne en regardant le siége sur lequel elle a été assise, éprouve une hallucination physiologique, à partir du moment où il croit voir son sujet absent. La mémoire, dans ce cas, montre aux yeux de l'imagination, l'empreinte profonde qu'elle a reçue et l'hallucination se produit.

L'hallucination pathologique, maladive, se produit à peu près de la même façon; seulement ce sont des fictions du passé qui deviennent pour l'aliéné des réalités présentes incontestables.

Indépendamment des effets bien connus produits sur l'imagination par des impressions morales plus ou moins vives, telle par exemple que la frayeur qui fait voir un homme couvert d'un manteau dans un tronc d'arbre placé sur le bord du chemin, entendre les pas de voleurs dans le bruit des feuilles agitées par le vent ou le murmure du ruisseau qui serpente dans le voisinage, la mémoire vient souvent donner des formes déterminées à des êtres qui n'existent plus, et rendent ainsi visibles, présents, mille faits ou objets du passé, qui n'ont plus aucune raison d'existence.

S'il existe des souvenirs qui nous font vivre, il en est qui nous tuent. Ces derniers sont les plus fréquents, car le bonheur s'efface vite de notre mémoire, tandis que le malheur laisse des impressions profondes que l'imagination creuse et agrandit souvent.

Entre ces deux limites extrêmes, il y a une immense variété de degrés et de nuances, compréhensibles et saisissables, mais impossibles à classer. La limite entre un souvenir qui est toujours agréable et celui qui ne rappelle rien d'heureux ne peut se déterminer, car elle se confond dans tous les cas et n'est jamais la même pour tous les individus. Lorsque nous nous rappelons une époque heureuse de notre existence, pour peu que nous poursuivions nos souvenirs, nous ne tardons pas à rencontrer des moments pénibles, des sentiments qui produisent sur nous une mauvaise impression, des faits que nous regrettons, des illusions détruites, des amitiés perdues, etc.

Notre esprit lit dans la mémoire d'après les dispositions dans lesquelles il se trouve.

Un même souvenir, agréable à certains esprits, peut être pénible à d'autres.

Ici, l'interprétation des impressions modifie et transforme souvent nos souvenirs.

Pour peu qu'on exagère les résultats journaliers des rapports intimes qui existent entre la perception, l'imagination et la mémoire, on trouve immédiatement dans certaines interprétations vicieuses, des conclusions absolument fausses qui sont les sources premières de bien des hallucinations et le point de départ des conceptions délirantes des aliénés.

La mémoire touche à toutes nos facultés, leur est en général d'un très-grand secours, mais leur nuit parfois, lorsqu'elles se trouvent modifiées par quelque cause organique ou fonctionnelle dont le résultat est désigné sous le nom générique d'aberration mentale.

Incohérence. — L'incohérence des idées, des paroles et des actes, sans être toujours le résultat d'une altération spéciale de la mémoire, est souvent modifiée par cette faculté.

L'analyse de ce phénomène psychique nous montre dans la plupart des cas une altération sensible des rapports qui doivent exister entre la mémoire et la volonté.

Dans l'incohérence des idées, symptôme extrêmement fréquent, le malade désire exprimer une pensée et en exprime réellement une autre parfois bien différente fournie le plus souvent par quelque souvenir éloigné ou récent.

La volonté qui agit est trompée par la mémoire au moment de sa manifestation.

Combien de fois ne voit-on pas après des congestions cérébrales, des hémorragies et certaines affections mentales, de malheureux malades, appeler table ou fenêtre, une chaise qu'ils désirent, et se rendre compte de l'erreur qu'ils commettent sans pouvoir l'éviter.

L'action de la mémoire sur la détermination ou la manifestation de l'incohérence des faits et des actes ne se montre habituellement d'une manière bien évidente que dans les cas d'oubli instantané.

Un malade veut faire une action déterminée ; il se déplace, sort, accomplit un certain nombre de faits et n'a plus aucun souvenir de la cause première qui l'a mis en mouvement. Cette altération spéciale de la mémoire est poussée souvent à un point tel que bien des malades se mettraient volontiers à table immédiatement après leur dîner, ne se rappelant pas qu'ils viennent de prendre leur repas.

Ces phénomènes qui indiquent visiblement que la mémoire et la volonté ne fonctionnent pas d'un commun accord sont désignés sous le nom de distractions auxquelles tout le monde est plus ou moins sujet, tant qu'ils ne sont pas poussés trop loin et surtout quand il n'existe pas une altération organique ou fonctionnelle des centres nerveux.

Les souvenirs vrais ou faux sont malheureusement dans bien des cas destinés à accroître et multiplier les conceptions délirantes des aliénés.

Ce symptôme psychique, résultat d'une imagination malade, puise dans la mémoire des forces considérables et devient menaçant dès que la volonté lui prête son appui; c'est à ce moment, difficile à déterminer, que l'aliéné devient rigoureusement dangereux.

Délire. — Il est des manifestations délirantes à l'état latent qui se reproduisent dans la mémoire au moment de la guérison de la folie. Elles sont parfois la source d'impulsions instinctives qui paraissent n'avoir aucune raison d'être.

Les perceptions, les conceptions, les sensations vraies ou fausses de l'aliéné se gravent d'autant plus dans la mémoire qu'elles touchent davantage au cercle restreint ou généralisé de ses divagations.

Il y a certainement bien loin de là à la détermination rigoureuse de la partie du cerveau qui serait destinée à produire exclusivement tous ces phénomènes psychiques. Et cependant lorsqu'il a été question de l'aphasie qu'on a souvent confondue avec l'amnésie, la plupart des auteurs ont voulu déterminer d'une manière par trop exclusive le siége constant et parfaitement limité de la mémoire considérée dans toutes ses manifestations.

Les faits de tous les jours crient contre cette idée d'affecter à la mémoire, un casier spécial distinct de toutes les autres facultés.

Pour nous, l'aphasie n'est qu'un symptôme que nous ne considérons pas dans la majorité des cas comme une variété d'amnésie. Un aphasique peut, d'après nous, posséder toute sa mémoire; il a un défaut de coordination entre les agents psychiques et les agents physiologiques de la vie animale; il ne peut exprimer ce qu'il conçoit, comme il le conçoit, il veut dire un mot dont il a conscience et il en dit un autre. Il se souvient généralement puisqu'il veut, mais sa volonté est transformée dans sa manifestation. La seule altération de la mémoire qui puisse exister dans la plupart des cas ne réside pas dans l'idée dont le malade a conscience et se souvient par conséquent, mais dans le mot destiné à exprimer cette idée qu'il peut avoir oubliée momentanément; de même qu'il arrive souvent qu'il est impossible aux malades de prononcer certains mots ou même de se les rappeler. L'expression n'es plus en rapport avec la conception. Mais ne voyons pas là une altération spéciale et exclusive bien évidente de la mémoire.

Il est des aliénés qui éprouvent des conceptions délirantes à l'état latent ne se reproduisant dans leur mémoire qu'après leur guérison. Au moment où la raison se fait jour à travers le chaos des idées incohérentes, la mémoire retient certaines conceptions qui éclairent et expliquent bien des actes qui semblaient ne pas avoir de raison d'être.

Ces conceptions qui restent inconnues au moment de leur production sont parfois la source de bien des impulsions instinctives d'autant plus redoutables qu'elles ne peuvent être prévues.

Les conceptions de l'aliéné, latentes ou sensibles, alors même qu'elles sont basées sur un fond de vérité incontestable se trouvent modifiées dans sa mémoire et offrent l'empreinte du délire.

Ces malades donnent à certaines idées insignifiantes, à certains faits sans importance, une valeur telle que leur souvenir profondément gravé devient le mobile de la plupart des déterminations.

Les perceptions, les conceptions, les sensations fausses ou vraies semblent produire sur la mémoire de l'aliéné une impression toute spéciale différente de ce qui a lieu chez un homme sain d'esprit. De là, des interprétations si bizarres, si excentriques, si surprenantes et dont il est parfois bien difficile de saisir le point de départ ou la filiation.

Les troubles nombreux de la perception, les bizarreries variées de la conception des aliénés entraînent nécessairement des altérations très-diverses de la mémoire. Ces deux premières facultés, en effet, ne fonctionnent presqu'exclusivement que par les sens de l'ouïe et de la vue, d'où nous viennent les connaissances les plus étendues et dont la mémoire est essentiellement durable et précise.

Les aliénés sont généralement privés de ce que l'on appelle la mémoire du cœur, faculté bien douce et bien précieuse qui malheureusement tend à diminuer dans presque toutes les classes de la société.

On voit tous les jours, les malheureux fous prendre de préférence en grippe leurs parents, leurs amis, les personnes qui les ont obligés. Il est évident qu'il ne doit plus être question de mémoire du cœur en présence d'une perversion des facultés affectives.

—

www.ingramcontent.com/pod-product-compliance
Ingram Content Group UK Ltd.
Pitfield, Milton Keynes, MK11 3LW, UK
UKHW020443220726
13923UKWH00005B/2312